OBSERVATION

D'UNE

AMPUTATION

DANS

L'ARTICULATION COXO-FÉMORALE,

PRATIQUÉE

A l'Hôpital d'Abou-Zabel (**ÉGYPTE**),
Le 10 Novembre 1828,

PAR CLOT,

DOCTEUR EN MÉDECINE ET EN CHIRURGIE, INSPECTEUR DU SERVICE
DE SANTÉ DES ARMÉES DE S. A. LE VICE-ROI, MEMBRE DU CONSEIL
GÉNÉRAL DE SANTÉ, DIRECTEUR DE L'ÉCOLE DE MÉDECINE.

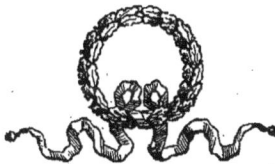

MARSEILLE,

TYPOGRAPHIE DE FEISSAT AÎNÉ ET DEMONCHY,
RUE CANEBIÈRE, N° 19.

AOUT 1830.

Te $^{109}_{22}$

OBSERVATION

D'UNE AMPUTATION

DANS

L'ARTICULATION COXO-FÉMORALE.

OBSERVATION

D'UNE

AMPUTATION

DANS

L'ARTICULATION COXO-FÉMORALE,

PRATIQUÉE

À l'Hôpital d'Abou-Zabel (**ÉGYPTE**),
Le 10 Novembre 1828,

PAR CLOT,

DOCTEUR EN MÉDECINE ET EN CHIRURGIE, INSPECTEUR DU SERVICE
DE SANTÉ DES ARMÉES DE S. A. LE VICE-ROI, MEMBRE DU CONSEIL
GÉNÉRAL DE SANTÉ, DIRECTEUR DE L'ÉCOLE DE MÉDECINE.

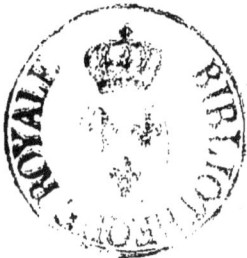

MARSEILLE,

TYPOGRAPHIE DE FEISSAT AÎNÉ ET DEMONCHY,
RUE CANEBIÈRE, N° 19.

AOUT 1830.

OBSERVATION

D'UNE AMPUTATION

DANS L'ARTICULATION COXO-FÉMORALE.

———◦◦◦———

Ali Homer, Arabe, soldat au 4ᵉ Régiment d'infanterie, âgé d'environ 26 ans, d'une constitution faible, fut blessé d'un coup de fusil tiré à bout-portant, dans une révolte qui eut lieu dans une petite ville de Morée, appelée Arcadia, en août 1828. La balle atteignit la partie postérieure et supérieure de la cuisse gauche, et fractura le fémur, sans traverser le membre. Transporté à l'hôpital de Modon, il y séjourna environ deux mois, pendant lesquels plusieurs esquilles sortirent spontanément ou furent extraites. La blessure ne laissant pas entrevoir au chirurgien l'espoir d'une guérison qui pût rendre Homer au service, il fut envoyé en Égypte en septembre et dirigé sur l'hôpital d'Abou-Zabel, où il entra le 5 octobre. Placé à la salle de clinique chirurgicale et soumis à mon examen, je le trouvai dans l'état suivant :

Maigreur extrême, face bouffie et décolorée , pouls fréquent et petit avec exacerbation fébrile le soir : diarrhée, gonflement œdémateux considérable du membre malade, raccourcissement d'environ quatre pouces. Le chevauchement et la disposition des fragmens forment, à la partie supérieure externe de la cuisse, une saillie considérable. A sa partie postérieure, près de la tubérosité de l'ischion , existent deux ouvertures fistuleuses par où s'écoule un pus sanieux et très-abondant. Une sonde, introduite dans ces ouvertures, pénètre en divers sens, et fait reconnaître la dénudation du fémur, des anfractuosités nombreuses et la présence de plusieurs esquilles. Des mouvemens imprimés au membre, rendent sensible la non-consolidation de la fracture.

Pour juger si le repos, des pansemens méthodiques et un régime analeptique apporteraient quelque amélioration à son état, on le soumit à quelques jours d'expectation. Des circonstances particulières m'ayant tenu loin de l'Hôpital, je ne pus qu'après trente-cinq jours me rendre auprès du malade dont l'état avait empiré. Une Consultation , assemblée à ce sujet, décida que l'amputation dans l'articulation coxo-fémorale était le seul moyen qui offrît quelques chances de salut ;

et en conséquence, je la pratiquai, le 10 novembre, en présence de MM. les docteurs Pariset, Dumont, Lagasquie, membres de la Commission d'Égypte pour la recherche des causes de la peste; de M. Delatre, chirurgien-major de la frégate *La Circé*; des Professeurs de l'École, de plusieurs Officiers de santé de l'armée et des Élèves.

L'opération fut exécutée de la manière suivante:

Le malade attiré sur le bord inférieur du lit, le membre soutenu par un aide, un second aide exerçait la compression avec les doigts de la main droite, appliqués transversalement par rapport à la direction de l'artère, au-dessus de l'arcade crurale. Placé au côté externe du membre, je plongeai un long couteau à double tranchant, à un pouce environ au-dessous de l'arcade et en dehors de l'artère, rasant la face interne du fémur; je fis sortir la pointe de l'instrument à la partie postérieure, les chairs de la partie interne étant intermédiaires; enfin je taillai un lambeau d'environ six pouces de longueur, dont un aide saisit la lèvre antérieure où se trouvait l'artère, pour s'opposer à l'hémorragie en cas que la compression ne fût pas exactement exercée sur l'arcade. Une seconde incision fut faite, partant de l'angle antérieur de la première et contournant la cuisse jusqu'à la rencontre

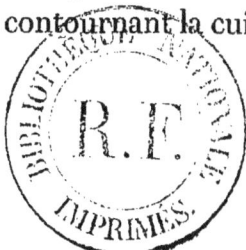

de l'angle postérieur. Alors le membre étant porté dans l'abduction, j'incisai la capsule, le ligament inter-articulaire, ensuite le ramenant en dedans, j'achevai de le détacher, ce qui fut fait dans une minute et demie, sans qu'il s'écoulât deux onces de sang. La fémorale et la profonde coupée au moins à deux pouces et demi au-dessous de l'arcade, furent liées, ainsi que trois autres branches. Les ligatures furent mises dans l'angle antérieur, le lambeau fut appliqué sur la surface de la plaie, à laquelle il s'adaptait et qu'il recouvrait parfaitement, puis fixé et maintenu dans cette position par plusieurs points de suture. De la charpie et un bandange contentif soutenaient le tout. Le malade, porté dans son lit, avait la peau froide, le pouls petit et concentré. *Potion cordiale, infusion de tilleul, application de flanelles chaudes , diète.*

Examen pathologique du Membre.

Gonflement extrême du membre, infiltration de sérosité dans le tissu cellulaire sous-cutané et intermusculaire. Sur le trajet de la plaie on rencontre dans l'épaisseur des chairs plusieurs fragmens de balle qui forment un volume excédant celui d'une balle de fusil. A la partie antérieure et inférieure de la cuisse, près de l'articulation du genou, existe, sous le droit antérieur, un abcès qui contient plusieurs onces de pus.

Le fémur, dépouillé des chairs qui l'enveloppent, a une forme très-irrégulière : la fracture existe vers la réunion des deux tiers inférieurs avec le tiers supérieur ; elle se compose de cinq fragmens et de plusieurs esquilles. Le supérieur comprend la tête, le col, le grand et le petit trochanter. En avant, ce fragment ne présente aucune altération, la tête est dirigée en arrière, et le grand trochanter dans le sens opposé. Le fragment inférieur le plus volumineux est formé des deux tiers de la totalité de l'os ; il présente, à deux pouces du condyle et antérieurement, une ouverture de quatre lignes de diamètre, communiquant avec la cavité médullaire ; il est recouvert dans toute son étendue de végétations osseuses ; son extrémité supérieure, taillée en bec de flûte, dirigée en arrière, est nécrosée dans l'espace d'un pouce. Les autres fragmens sont trois grosses esquilles irrégulièrement disposées entre les deux premières pièces. Les cinq fragmens s'unissent entre eux au moyen d'un tissu ligamenteux : les esquilles sont couvertes de végétations osseuses et d'une espèce de périoste ; la disposition des fragmens ôte à cet os quatre pouces de sa longueur normale.

Visite du soir, à trois heures : chaleur à la peau, pouls développé et fréquent. *Tisane de lin édulcorée, diète.*

Le 11 : pas de sommeil pendant la nuit, douleur dans la plaie, pouls fréquent, langue sèche ; le moral qui était abattu la veille, est dans un meilleur état; un suintement abondant a humecté l'appareil. *Mêmes prescriptions.*

Soir : sommeil de plusieurs heures, pouls naturel, langue humide. *Mémes prescriptions.*

Le 12 : douleur à l'hypogastre, l'aorte abdominale et les artères iliaques battent avec beaucoup de force, langue sèche, *fomentations émollientes. Mémes prescriptions.*

Le 13 : deux selles liquides d'une odeur fétide; les douleurs du bas-ventre continuent ainsi que la force des battemens des artères. *Mémes prescriptions.*

Soir : une selle liquide, douleurs du bas-ventre moins fortes. *Mémes prescriptions.*

Le 14 : nuit calme, pouls naturel, désir des alimens. *Créme de riz. Mémes prescriptions.*

Soir : selle liquide. *Créme de pain. Mémes prescriptions.*

Le 15 : nuit calme, pouls naturel, langue sèche; deux selles liquides contenant deux vers lombricaux. L'appareil est renouvelé, la plaie ne présente que trois ou quatre lignes d'écartement; le lambeau paraît réuni dans toute son étendue. *Mémes prescriptions.*

Soir : trois selles liquides, pouls petit, concentré, traits affaissés. *Potion gommée anodine, eau de riz, friction sèche sur la peau.*

Le 16 : nuit calme, pouls petit et concentré, langue sèche. *Eau de riz gommée, frictions sèches, fomentations émollientes sur le bas-ventre.*

Soir : pouls faible, langue sèche, face terreuse, extrémités froides, deux selles liquides contenant un lombric. *Potion gommée anodine, eau de riz gommée.*

Le 17 matin : agitation durant la nuit, face hippocratique, perte de connaissance, pouls insensible. *Potion gommée éthérée.*

Mort à 11 heures du matin.

AUTOPSIE.

Hᴀʙɪᴛᴜᴅᴇ ᴇxᴛᴇ́ʀɪᴇᴜʀᴇ: Teinte jaunâtre de la peau, maigreur extrême, abdomen déprimé, jambe et pied droits œdématiés. La plaie a une forme demi-circulaire, qui s'étend de l'épine antérieure et inférieure de l'os des îles à la tubérosité de l'ischion. La réunion est immédiate sur plusieurs points, le lambeau est adhérent, il faut même une traction assez forte pour le détacher : les ligatures occupent l'angle antérieur et tiennent solidement. L'examen des vaisseaux montre la musculaire profonde, naissant de la fémorale sous l'arcade crurale; elles ont environ deux pouces et demi de ce point à celui où elles sont liées. Le point des artères compris dans les ligatures forme un collet d'environ deux lignes; leur calibre est oblitéré et adhérent; chaque vaisseau contient un caillot conique d'à peu près un pouce de longueur.

Aʙᴅᴏᴍᴇɴ : Les parois en sont très-minces, la surface externe de l'estomac et des intestins est

d'un blanc perlé; le ventricule contient quelques
onces d'un liquide jaunâtre; la muqueuse gastrique
offre quelques légères stries rougeâtres; la duodé-
nale est teinte de bile; l'intestin grêle renferme un
tænia d'environ trois aunes de longueur et quatre
lombrics. On observe sur divers points des pla-
ques rougeâtres et boursouflées; le cœcum et le
colon n'offrent rien de particulier, le rectum est
resserré, toute la muqueuse est recouverte d'une
couche albumineuse qui s'enlève par un léger frot-
tement et laisse à nu une surface ulcérée de couleur
cuivreuse. Toutes les glandes mésentériques sont
tuméfiées; le foie, la rate et les reins n'offrent rien
de remarquable.

THORAX : Les organes contenus dans cette cavité
sont dans l'état naturel.

CRANE : L'arachnoïde est épaissie et infiltrée
de sérosité; plusieurs points de la surface du cer-
veau présentent des taches grises piquetées de
points noirs : les ventricules et le parenchyme ne
présentent aucune altération.

RÉFLEXIONS.

Les conditions dans lesquelles se trouvait le malade étaient des plus défavorables ; mais la nature des désordres ne laissait aucun doute sur la nécessité de l'opération, seule chance de salut pour lui , comme l'a très bien-démontré l'état pathologique du membre. J'ai été encouragé à la pratiquer , par les succès qu'elle compte déjà. Succès que pouvait ici favoriser la facilité avec laquelle les blessures diverses guérissent en Égypte. Cette remarque est un fait dont je me suis convaincu dans maintes occasions, et tout récemment dans un cas d'amputation du bras dans l'articulation scapulo-humérale, avec résection du col de l'omoplate. Le malade était dans des conditions tout aussi défavorables.

Le Procédé de M. le Baron Larey , modifié par M. Delpech , est celui que j'ai adopté. J'ai cru pourtant, à l'exemple de quelques chirurgiens , pouvoir me dispenser de lier l'artère avant l'opération. Le résultat a répondu à mon attente ,

puisque l'aide a pu très-bien la comprimer dans
le bord antérieur du lambeau , et qu'il n'y a eu
qu'une très petite quantité de sang répandu. La
ligature de la fémorale n'eût pas suffi dans ce cas
pour mettre à l'abri de l'hémorragie , puisque la
musculaire profonde naissait au-dessus de l'arcade.

Je pense que ce procédé pourrait être suivi dans
tous les cas, attendu que la ligature préalable est
une première opération qui est quelquefois longue
et difficile , soit par des dispositions naturelles ,
soit par l'état pathologique de la partie, et que
dans un fait analogue à celui-ci , elle ne prévien-
drait pas l'hémorragie que l'on redoute. Je n'ai
formé qu'un lambeau interne , persuadé, comme
M. Delpech , qu'on offre par ce moyen moins
de surface à la suppuration. D'ailleurs , comme
un lambeau externe ne pourrait être composé que
de parties tendineuses et aponévrotiques qui s'unissent difficilement , l'interne , formé de muscles
larges et épais , suffit pour recouvrir toute la
surface de la plaie et remplir la cavité cotyloïde.
A l'exemple de ce professeur , j'ai employé la
suture comme un moyen sûr de maintenir exactement ce lambeau. En effet, la réunion s'était
opérée sur toute la surface de la plaie, excepté au
point correspondant à la cavité cotyloïde où elle
a dû être empêchée par la petite quantité de pus

qui s'y est trouvé et qui provenait probablement
de ce que les parties n'étaient pas dans un contact
parfait. Les vaisseaux liés se trouvant dans l'épaisseur de la lèvre antérieure du lambeau, il m'avait
paru simple de porter les fils en avant, pour qu'ils
eussent moins de trajet à parcourir. Je pense, ce-
pendant, qu'il eût mieux valu les placer à l'angle
postérieur, afin de fournir un couloir plus favora-
ble au pus. Du reste, il me paraît démontré que le
malade n'a pas succombé aux suites de l'opération,
puisqu'aucun accident n'a compliqué la marche
de la plaie, et que le travail adhésif était presque
complet; mais plutôt à l'entérite chronique dont il
a été trouvé des traces suffisantes pour qu'on puisse
attribuer la mort à cette cause.

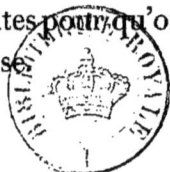